LECTURES

sur

l'HISTOIRE DE LA MÉDECINE,

DEPUIS LES TEMPS LES PLUS RECULÉS JUSQU'À NOS JOURS,

Par A. BOMPARD,

DOCTEUR EN MÉDECINE.

(Ces lectures ont lieu tous les mardis et samedis à cinq heures, ampli-
théâtre Nº 3, de l'École Pratique.)

HOMŒOPATHIE.

A Paris,

Chez { l'Auteur, rue de Bondi, n. 48;
Just. Rouvier et Le Bouvier, libraires, rue de l'École-
de-Médecine, n. 8.

1835.

T.¹ 49.

LECTURES

SUR

L'HISTOIRE DE LA MÉDECINE,

DEPUIS LES TEMPS LES PLUS RECULÉS JUSQU'A NOS JOURS,

PAR A. BOMPARD,

DOCTEUR EN MÉDECINE.

(Ces lectures ont lieu tous les mardis et samedis à cinq heures, amphi-
théâtre N° 3, de l'Ecole Pratique.)

HOMOEOPATHIE.

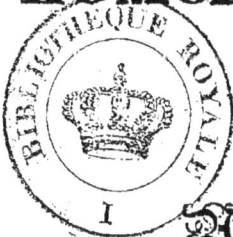

A Paris,

Chez { l'Auteur, rue de Bondi, n. 48;
Just. Rouvier et Le Bouvier, libraires, rue de l'Ecole-
de-Médecine, n. 8.

—

1835.

Imprimerie de BELLEMAIN, passage du Caire, n. 96.

LECTURES

SUR

L'HISTOIRE DE LA MÉDECINE.

MESSIEURS,

Désirant remplir une lacune que nous croyons exister dans l'enseignement médical, nous nous proposons de traiter de l'histoire de la médecine depuis les temps les plus reculés jusqu'à nous. Nous distribuerons notre travail de manière à ce que dans quarante ou quarante-cinq lectures nous puissions vous donner une idée exacte des travaux qui ont été entrepris dans la vue de soulager nos maux (1). Les premières lectures seront consacrées aux temps fabuleux; ensuite nous vous entretiendrons des écrits d'Hippocrate, de l'état de l'art de guérir depuis ce grand homme jusqu'à Galien, de ce qui s'est passé depuis le médecin de Pergame jusqu'à Paracelse, de Paracelse à Sauvages, et de ce dernier jusqu'en 1800. Pour éviter la confusion, nous traiterons séparément et suivant les divers pays de l'Europe, de la médecine, de l'anatomie, de la physiologie, de l'hygiène, de la chirurgie et des accouchemens. Nous

(1) Nous analyserons les opinions de plus de 5000 écrivains.

terminerons cette longue période en vous présentant le
tableau des recherches empiriques faites dans toutes les
époques.

Arrivant aux travaux des trente premières années du
dix-neuvième siècle, nous apporterons, dans notre analyse
critique, cette impartialité qui nous caractérise; nous
dirons avec franchise et loyauté tout ce que nous pensons,
et nous ferons voir que certains ouvrages que l'on relègue
dans la poussière de nos bibliothèques, devraient souvent
être préférés à beaucoup d'autres que des éloges pompeux
et mensongers placent entre les mains des jeunes médecins.

Aujourd'hui (1), Messieurs, intervertissant l'ordre
des temps, nous vous entretiendrons d'une secte moderne
dont les membres prennent le titre de médecins *homœopathiques;* nous estimons que le moment est opportun
pour vous faire connaître les rêveries qui occupent en cet
instant quelques esprits oisifs, une partie du public, et
enfin quelques personnes qui ont besoin, pour obtenir une certaine considération, de recourir à des moyens au-
dessus de l'intelligence humaine, et que par conséquent
ils ne comprennent pas eux-mêmes.

La lecture que nous allons vous faire n'est pas nouvelle;
déjà le cinq mars dernier nous avons entretenu la Société
de Médecine pratique du système de Hahnemann.

Messieurs, c'est en 1790 qu'il lança ses premiers globules: ils restèrent longtemps suspendus dans l'atmosphère;
mais enfin ils tombèrent, et il s'est trouvé des médecins qui

_____

(1) 9 mai 1835.

les ont ramassés... Cette récolte profitera-t-elle à l'humanité ou lui sera-t-elle nuisible ? C'est vous, Messieurs, qui
allez résoudre cette importante question, et vous le ferez
avec connaissance de cause après avoir entendu la lecture
de l'analyse consciencieuse du livre d'Hahnemann, intitulé :
*Exposition de la doctrine médicale homœopathique,
ou Organon de l'art de guérir*.

Ce livre renferme un avertissement du traducteur, dans
lequel il annonce que dix-huit mois ont suffi pour épui-
ser la première édition de sa traduction, et que celle qu'il
donne aujourd'hui diffère beaucoup de la précédente, étant
faite sur la cinquième édition allemande.

Vient ensuite une préface de l'auteur, dans laquelle il accu-
se l'ancienne médecine ou la médecine *allopathique*, pour
nous servir de ses expressions, de n'employer que des
moyens capables de tuer les quatre-vingt-dix-neuf cen-
tièmes des malades, et il affirme qu'au contraire la médecine homœopathique guérit les quatre-vingt-dix-neuf cen-
tièmes des individus qui se confient à elle.

A cette préface succède une introduction où l'auteur
jette un coup d'œil sur les méthodes allopathiques et
palliatives des écoles médicales qui ont dominé jusqu'à
ce jour.

Immédiatement après, se trouve placé l'Organon ou
l'exposé de la nouvelle doctrine, puis neuf opuscules ;
enfin, cet ouvrage est terminé par une pharmacopée homœopathique composée par Hartmann. Cette partie, si vous
aimez les choses merveilleuses, extraordinaires, est bien
digne de fixer votre attention ; mais n'allez pas dire avec
le satirique Boileau :

« Une merveille absurde est pour moi sans appas.
« L'esprit n'est point ému de ce qu'il ne croit pas. »

Nous allons successivement disséquer ces divers articles, et nous espérons que notre travail aura plus d'utilité que celui des médecins anatomico-pathologistes qui, selon Hahnemann, ne voient dans un organe malade que des altérations extérieures, sans pouvoir jamais en reconnaître la *cause interne*. Nous désirons pouvoir vous convaincre que ce livre contient autre chose que des mots entassés les uns à côté des autres, et y puiser des connaissances que vous eussiez, pour le malheur de l'humanité, toujours ignorées sans la venue du grand génie germanique, le seul vrai médecin qui ait existé, suivant son opinion personnelle.

L'auteur de l'Organon dit que depuis Hippocrate jusqu'à lui on a vu de loin en loin éclore divers systèmes en médecine, qui ont, au moins la plupart, étonné le monde par leur *profondeur inintelligible*; il ne s'attache cependant pas à les réfuter tous; il veut seulement porter ses vues élevées sur l'état actuel de la médecine qu'il nomme vieille. Cette vieille médecine n'a jamais pu reconnaître les causes de nos affections morbides; mais elle en a imaginé, et ce n'est que la médecine homœopathique qui est parvenue à les découvrir. Ces causes, Messieurs, sont au nombre de trois : la *siphilis*, la *sycose* et la *gale*; la gale, toutes les fois que nous prononçons ce mot, nous frissonnons malgré nous, et nous n'osons plus donner la main à notre ami dans la crainte de recevoir ou de communiquer une maladie qui produit dans notre organisation les plus grands désastres, ainsi que nous vous le démontrerons d'après Hahnemann.

L'ancienne médecine, c'est-à-dire la médecine qu'on exerce aujourd'hui, n'est établie que sur des idées erronées, et ses ministres n'ont que des idées analogues sur la nature des causes de nos maladies et sur les moyens qu'ils prescrivent pour les combattre ; c'est pourquoi, pour les chasser du corps, ils emploient divers agens dont les principaux sont tantôt des vomitifs qu'ils opposent aux fièvres bilieuses, pituiteuses, aux affections de l'estomac et pour expulser les vers intestinaux ; tantôt ce sont des émissions sanguines pour arrêter une hémorrhagie, les progrès d'une phlegmasie, etc., etc. C'est en se conduisant ainsi, dit Hahnemann, qu'ils prétendent agir d'une manière rationnelle. Enfin l'écrivain dont nous parlons parcourt successivement le cadre nosologique, et il parvient à démontrer avec autant de bonheur, que tous les médicamens prescrits par *les Antoine Dubois*, *les Broussais*, *les Fouquier*, *les Andral*, *les Chomel*, et par l'immortel *Dupuytren*, sont non-seulement inutiles mais contraires à la guérison, parce que l'école actuelle ne connaît pas la cause de la maladie, qui n'est jamais matérielle, mais immatérielle ou *dynamique*.

Il reproche avec amertume aux médecins, et principalement à ceux de notre époque, d'imiter la nature en ce qu'ils nomment des guérisons spontanées. Hahnemann méconnaît quelquefois l'existence de cet être conservateur qui est en nous ; pour lui la nature est grossière, la force vitale est *aveugle*, *automatique* ; il ne faut donc pas l'imiter, parce qu'en l'imitant, loin d'atteindre le but qu'on se propose, on ne fait que donner naissance à de nouveaux phénomènes morbides. Il blâme surtout l'emploi des vésicatoires, des sétons, des cautères. Quant à ces derniers, dit-il, l'école s'imagine soutirer du corps la matière *peccante* comme on soutire de la lie de vin d'un tonneau

en le perçant... Jugez, Messieurs, cette ingénieuse com-
paraison.

Les médecins allopathistes, dit-il encore, pensent que le
corps peut être matériellement malade : cela n'est pas; il
ne l'est que d'une manière dynamique; c'est sans réflexion
qu'ils suivent l'aveugle nature pour traiter les maladies;
puisant dans des sources impures, ils ne peuvent qu'être
nuisibles au lieu d'être utiles.

Nous venons de dire, Messieurs, que quelquefois
Hahnemann appelle la nature *grossière, aveugle, auto ma-
tique;* d'autres fois, selon son caprice, il la trouve intelli-
gente. Nous n'avons pu nous rendre compte de cette contra-
diction ainsi que de beaucoup d'autres dont fourmille son
ouvrage.

Son coup d'œil sur les méthodes allopathiques ou
palliatives est terminé par une critique juste et sévère sur
les médecins polypharmaques.

Hahnemann compulse un grand nombre d'écrits pour y
trouver des guérisons homœopathiques dues au hasard, à
l'oubli des principes de l'école ou à l'ignorance des
médecins. Ici l'auteur donne des preuves d'une vaste éru-
dition; mais aussi on est forcé de convenir que son
esprit est travaillé par une idée fixe : c'est dans le cinquième livre des épidémies, attribué à Hippocrate, où il va
chercher l'exemple d'une guérison homœopathique du
choléra-morbus faite par l'emploi de l'ellébore blanc. Vous
savez, Messieurs, qu'en 1486, la suette dite anglaise fit
beaucoup de ravages dans la Grande Bretagne et qu'elle
parut céder à l'emploi de substances sudorifiques; le
succès obtenu dans cette circonstance est une preuve,

selon lui, de la bonté de la nouvelle méthode. Il rapporte
plusieurs cas de flux de ventre qui se terminèrent par
l'emploi des purgatifs, et surtout un qui disparut promptement à la suite de l'usage d'un évacuant prescrit par un
empirique; il dit, d'après Storck, que le dictamne
(fraxinelle) a été opposé homœopathiquement à la leu-
corrhée, le sumac à certaines dartres, le stramonium à
la démence, à la mélancolie; la belladonne à la rage; c'est
par l'emploi de l'étain qu'on a sûrement et radicalement
guéri des phthysiques; enfin, il passe en revue presque
toutes nos affections morbides, et il conclut qu'il est peu
de maladies que le hasard n'ait guéri homœopathiquement.
De telles conclusions ne sont pas les nôtres, nous en deman-
dons pardon à Hahnemann et à ses sectateurs; nous avons
lu avec une scrupuleuse attention les cinquante mortelles
pages dans lesquelles toutes ces citations sont consignées,
et nous en tirons la preuve que toutes les guérisons qu'il
dit avoir été opérées homœopathiquement sont dues ou à
cet être conservateur qui existe en nous, ou à la méthode
ordinaire, c'est-à-dire à la vieille médecine; et comment,
d'après cette opinion, ne pas tirer une conséquence contraire au système qu'il préconise? Par exemple, dans le
fait relatif à l'empirique, est-ce avec la millième, la dix
millième partie d'un grain de jalap qu'il provoqua une super-
purgation?

Terminons sur ce sujet en demandant à notre auteur et
à ses partisans comment l'électricité peut guérir homœopathiquement et à l'instant des convulsions. Vos précep-
tes, messieurs les homœopathes, recommandent de n'admi-
nistrer que la plus petite dose possible d'un médicament,
eh bien! comment pouvez-vous diviser une étincelle
électrique pour l'élever à sa millième, dix millième ou mil-

lionnième puissance? Ce sont là de ces choses inintelli-
gibles pour nous, et pour cela même nous nous garderons
bien de dire qu'elles sont absurdes.

Passons maintenant à l'analyse de la doctrine renfermée
tout entière dans deux cent quatre-vingt-quatorze paragraphes.

Hahnemann commence son Organon par ces mots : « La
« première, l'unique vocation du médecin est de rendre
« la santé aux personnes malades, c'est ce qu'on appelle
« guérir. »

Dans le second paragraphe, il dit : « Le beau idéal de
« la guérison consiste à rétablir la santé d'une manière
« prompte, douce et durable ; à enlever et détruire la
« maladie tout entière par la voie la plus courte, la plus
« sûre et la moins nuisible, en procédant d'après des in-
« ductions faciles à saisir. »

Nous devons seulement faire remarquer que les mots
première et *unique* sont deux expressions mal employées ;
mais rien n'est mieux appliqué que le *beau idéal* d'une
guérison. Vous pensiez peut-être, Messieurs, comme
nous, qu'une chose idéale était une fiction ? vous étiez
dans l'erreur ainsi que nous.

Pour guérir, dit-il plus loin, il faut connaître chaque
cas morbide, avoir une notion précise de ce qui est curatif
dans le médicament, s'occuper de la cause occasionnelle
la plus vraisemblable, de la totalité des symptômes, *la seule
chose* que le médecin ait à combattre par le pouvoir de
son art, afin de guérir la maladie et de la *transformer* en
santé. Nous comprenons bien une partie de tout cela,

mais nous ne savons pas comment il est possible de transformer la maladie en santé.

Dans l'état de santé, la force vitale qui est une puissance *dynamique*, anime *dynamiquement* la partie matérielle du corps, et quand l'homme tombe malade, c'est elle,
qui reçoit d'abord l'influence *dynamique* de l'agent
hostile à la vie. Vous voyez, Messieurs, qu'il admet ici
l'existence d'un être immatériel qui anime tout l'organisme ou la partie matérielle de son individu; que cet
être peut être troublé, dérangé, désaccordé, et que pour
le rétablir dans son état normal, il faut lui opposer une
autre puissance *dynamique* qui réside dans une substance déterminée.

Dans les paragraphes suivans il s'efforce à prouver qu'il
n'y a que la force vitale désaccordée qui produise la maladie, laquelle devient accessible à nos sens par la présence
d'un certain nombre de phénomènes morbides résultant
du désaccord de la puissance intérieure.

Pour guérir les maladies, il faut, suivant notre auteur,
prescrire des remèdes qui aient la propriété de donner
naissance à des phénomènes analogues à ceux qui existent,
c'est-à-dire, détruire une maladie naturelle par une maladie artificielle exactement semblable : c'est ce qu'on ob-
tient par l'emploi des médicamens homœopathiques.

Voici comment il explique leur action ou leur manière
d'agir :

« Toute maladie qui n'appartient pas exclusivement au
« domaine de la chirurgie, ne provenant que d'un désac-
« cord particulier de notre force vitale sous le rapport
« de la manière dont s'accomplissent les sensations et les
« actions, le remède homœopathique attire à cette force

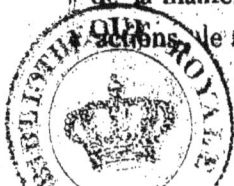

« une maladie médicale ou artificielle analogue, mais un
« peu plus forte, qui se met à la place de la maladie
« naturelle; cédant alors à l'impulsion de l'instinct, la force
« vitale qui n'est plus malade que de l'affection médici-
« nale, mais qui l'est un peu plus qu'auparavant, se trouve
« obligée de déployer davantage d'énergie contre cette
« nouvelle maladie ; mais l'action de la puissance médici-
« nale qui la désaccorde ayant peu de durée, elle ne
« tarde pas à en triompher, de sorte que, comme elle
« avait été débarrassée en premier lieu de la maladie
« naturelle, elle est maintenant délivrée aussi de la
« maladie médicinale substituée à celle-là, et par consé-
« quent capable de remettre la vie de l'organisme dans la
« voie de la santé. »

Voilà, Messieurs, une hypothèse bien claire, bien
lumineuse; pour l'appuyer, il cherche à prouver que
deux maladies dissemblables ne peuvent se détruire l'une
l'autre; que lorsque la maladie dissemblable nouvelle est
plus forte que l'ancienne, elle suspend momentanément
le cours de celle-ci, laquelle reprend toute son énergie
lorsque celle-là est guérie; mais il peut arriver, dit-il, que la
nouvelle maladie, après avoir agi longtemps sur l'organisme,
finisse par s'allier à l'ancienne affection malgré le défaut
de similitude, et que de là résulte une maladie compliquée,
de telle sorte cependant que chacune occupe une région
spéciale dans l'organisme, et qu'elle s'y installe dans les
organes qui lui conviennent, abandonnant les autres à
celle qui ne lui ressemble pas. Plus loin ce n'est plus ça :
l'auteur prétend que deux maladies dissemblables ne vont
plus occuper des régions différentes, mais elles prennent
place à côté l'une de l'autre.

De tout cela il conclut que les guérisons véritables,

douces, n'ont lieu qu'homœopathiquement par la produc-
tion d'une maladie artificielle identique à la naturelle, et
il critique de nouveau les diverses méthodes mises en
usage jusqu'à ce jour par les médecins vulgaires, qui,
loin de guérir, ne font qu'empirer l'état du malade. Après
avoir cité quelques faits qui prouvent, selon lui, que la
médecine actuelle est plus nuisible qu'utile, il tire, pour la
vingtième fois peut-être, la conclusion que la médecine
homœopathique est la seule véritable, la seule que nous
ait enseigné la bonté divine. Cela étant ainsi, Messieurs,
nous devons hautement accuser l'auteur de toutes choses
de n'avoir pas fait naître Hahnemann avant le vieillard de
Cos; s'il se fût avisé de cela, que de milliers d'hommes
nous compterions de plus sur la terre!....

Après un nouvel éloge de la méthode homœopathique,
de son infaillibilité. il avoue, *et prenons note de cet aveu,*
« que dans quelques cas extrêmement pressans, où le
« danger que la vie court et l'imminence de la mort ne
« laisseraient pas le temps d'agir à un remède homœopathi-
« que, et n'admettrait ni des heures, ni parfois des minutes
« de délai, dans des maladies survenues tout à coup chez
« des hommes auparavant bien portans, etc., etc., il est
« permis et convenable d'employer des palliatifs. »

Ce passage que nous citons textuellement mine singu-
lièrement le système d'Hahneman, et prouve que les
homœopathes ne guérissent pas promptement, à l'instant,
ainsi qu'ils osent le publier.

Suivons l'auteur de l'Organon et examinons avec lui :

1° Par quelle voie le médecin arrive-t-il à connaître ce

qu'il a besoin de savoir relativement à la maladie, pour pouvoir en entreprendre la cure?

2° Comment doit-il étudier les instrumens destinés à la guérison des maladies naturelles, c'est-à-dire la puissance morbifique des médicamens?

3° Quelle est la meilleure manière d'appliquer ces puissances morbifiques artificielles à la guérison des maladies?

Pour répondre avec plus de clarté au premier point, il dit d'abord ce qu'on doit entendre par maladies aiguës et par maladies chroniques.

Il divise les premières en sporadiques et en épidémiques.

Quant aux secondes, il en est qui doivent uniquement être attribuées au traitement allopathique des médecins actuels; ces maladies sont incurables, parce que le *tout-puissant* n'a pas cru, dans sa sagesse, devoir indiquer à l'homœopathe les moyens capables de les détruire. Jusqu'ici il s'est borné à lui fournir des armes contre les maladies naturelles dont les causes, sont bien connues, et qui sont ainsi que nous vous l'avons déjà dit, la *siphilis*, la *sycose*, mais principalement la *psora*. Celle-ci, Messieurs, dit Hahnemann, *après son passage à travers des millions d'organismes humains, dans le cours de quelques centaines de générations, a dû acquérir un développement extraordinaire*; le miasme psorique est renfermé dans nos organes, peu de chose peut le faire éclore; de là une foule de maladies que l'homœopathe seul peut heureusement arrêter à l'aide de son spécifique antipsorique, avec lequel il peut aussi rendre féconde la femme stérile. Apprenez donc, Messieurs, que la psora est la principale cause de la stérilité.

Voici de quelle manière l'auteur procède à l'examen de chaque cas particulier de maladies ; écoutons-le parler lui-même :

« Le malade fait le récit de ce qu'il éprouve ; les per-
« sonnes qui l'entourent racontent de quoi il se plaint,
« comment il s'est comporté, et ce qu'elles ont remarqué
« en lui ; le médecin voit, écoute, en un mot observe avec
« tous ses sens ce qu'il y a de changé et d'extraordinaire
« chez le malade. Il inscrit tout sur le papier, dans les ter-
« mes mêmes dont ce dernier et les assistans se sont servis.
« Il les laisse achever sans les interrompre, pour ne pas chan-
« ger la chaîne des idées, à moins qu'ils ne se perdent dans
« des digressions inutiles ; il a soin seulement, en commen-
« çant, de les exhorter à parler avec lenteur, afin de pou-
« voir les suivre en écrivant ce qu'il croit nécessaire de
« noter. A chaque circonstance nouvelle, le médecin com-
« mence une autre ligne afin que les symptômes soient
« tous écrits séparement les uns au-dessous des autres. Il
« relit tout, et à l'occasion de chaque cas particulier, il de-
« mande, par exemple, à quelle époque tel accident a-t-il
« eu lieu ? était-ce avant l'usage des médicamens ou pen-
« dant qu'il les prenait, ou seulement quelques jours après
« qu'il en a cessé l'emploi, etc., etc. ? C'est après avoir pris
« tous ces renseignemens que le médecin a le tableau des
symptômes. » Mais pourquoi tant de soin puisqu'il suffit de
savoir, pour appliquer le remède, si les phénomènes
morbides sont dûs à la syphilis, à la sycose ou à la psora ?
Les nouveaux partisans d'Hahnemann ne se donnent
pas tant de peine ; ils ne recherchent même pas la cause
qui a pu produire tel ou tel accident ; ils voient un ma-
niaque, — ils ouvrent leur pharmacie et ils administrent

un globule de belladonne ; celui-ci tousse, il est phtysique :
— vite un globule d'étain, etc.

En voilà suffisamment sur ce point ; passons à la manière d'étudier la puissance morbifique des médicamens, afin, quand il s'agit de guérir, de pouvoir en
trouver un qui possède la propriété de produire chez
l'homme sain les mêmes symptômes que ceux qu'on
veut combattre chez un individu malade.

C'est sur le corps sain, Messieurs, qu'il faut étudier
le développement de la puissance morbifique des médicamens homœopathiques, et non sur un individu malade.
Mais pour pouvoir bien apprécier la manière d'agir du
médicament, il faut que la personne qui se soumet aux
expériences soit dans des conditions données. Laissons encore parler l'auteur : écoutez bien, Messieurs ! « Le régime
« de l'individu qui se soumet à l'expérience doit être très
« modéré pendant toute sa durée. On s'abstient autant
« que possible des épices, et l'on se contente d'alimens
« simples, qui ne soient que nourrissans, en évitant avec
« soin les légumes verts, les racines, les salades et les soupes
« aux herbages, nourritures qui, malgré les préparations
« culinaires qu'elles ont subies, retiennent toujours quel-
« que peu d'énergie médicinale, qui troublerait l'effet du
« médicament. La boisson restera la même que celle
« dont on fait journellement usage ; elle sera seulement
« aussi peu stimulante que possible. Ce n'est pas tout :
« Celui qui tente l'expérience doit éviter, pendant tout
« le temps qu'elle dure, de se livrer à des travaux
« fatigans de corps et d'esprit, à des débauches, à des
« passions désordonnées. Il faut que nulle affaire pressante

« ne l'empêche de s'observer avec soin; que de lui-même
« il porte une attention scrupuleuse à tout ce qui survient
« dans son intérieur, sans que rien ne l'en détourne; enfin
« qu'il unisse à la santé du corps le degré d'intelligence
« nécessaire pour pouvoir désigner et décrire clairement
« les sensations qu'il éprouve. »

En voilà bien assez, nous pensons, pour vous faire sentir combien ces expériences sur l'homme sain sont faciles, et quelle confiance on doit leur accorder.

Nous terminerons sur cet objet en citant encore textuellement un paragraphe, sans nous permettre toutefois aucune réflexion. C'est le 153e.

« Lorsque la personne qui se soumet à l'expérience,
« dit Hahnemann, éprouve une incommodité quelconque
« de la part du médicament, il est utile, nécessaire même, pour la détermination exacte du symptôme, qu'elle
« prenne successivement diverses positions et observe les
« changemens qui s'ensuivent. Ainsi, elle examinera si
« par les mouvemens imprimés à la partie souffrante, par
« la marche dans la chambre ou en plein air, par la station
« *sur ses jambes*, par la situation assise ou couchée, le
« symptôme augmente, diminue ou se dissipe, et s'il
« revient ou non en reprenant la même position; s'il
« change en buvant ou mangeant, en parlant, éternuant,
« ou remplissant une autre fonction quelconque du corps.
« Elle doit remarquer également à quelle heure du jour
« ou de la nuit il se montre de préférence. Toutes ces
« particularités dévoilent ce qu'il y a de propre et de
« caractéristique dans chaque symptôme. » Mais comment?
Hahnemann ne le dit pas.

Nous arrivons, Messieurs, au troisième point, c'est-à-dire à la manière d'employer les puissances morbifiques artificielles dont on a constaté les effets sur l'homme sain, pour détruire l'état morbide.

Lorsque vous aurez bien reconnu les effets d'un médicament sur un homme sain, lorsque vous aurez réuni les symptômes qu'il produit, vous pourrez employer cet agent thérapeutique pour combattre avec un plein succès la maladie naturelle qui se présente avec les mêmes phénomènes que ceux que vous avez observés chez un individu bien portant; voilà le vrai remède homœopathique, le vrai spécifique, et permettez-moi de le dire, le vrai baume qui convient au mal qui vous tourmente. — Nous nous trompons, Messieurs, ce n'est point un baume qu'administrent les homœopathes, mais c'est un globule; ce globule possède l'aptitude et la tendance à produire une maladie artificielle aussi semblable que possible à la maladie naturelle contre laquelle on l'emploie. La substance dont il est composé doit être divisée et subdivisée à l'infini, car c'est seulement alors qu'elle peut agir *dynamiquement* sur l'altération *dynamique* du principe vital désaccordé par l'action *dynamique* d'une des trois causes admises par les homœopathistes.

Vraiment, Messieurs, nous éprouvons quelques remords de vous entretenir aussi longtemps de pareils écarts de l'esprit humain; mais quel que soit le dégoût que nous ressentons, en fidèle historien nous poursuivrons notre tâche, et pour nous reposer de notre fatigue, nous vous dirons que nous avons trouvé dans l'Organon de bons avis relativement au traitement moral des affections mentales, quoique ce ne soit que la répétition de ce qui a été dit par Pinel, Esquirol, Ferrus et autres praticiens distingués que la France s'énorgueillit d'avoir vu naître sur son sol. A côté de ces choses pleines de sens, de vérité, nous voyons Hahnemann retomber dans son idée fixe, car il ne manque pas d'attribuer la folie et autres dérangemens intellectuels aux miasmes psoriques, et il vous propose gravement l'emploi d'un antipsorique, c'est-à-dire d'un ou de deux globules composés d'un millionième de grain de soufre.

Avant de terminer cette analyse, nous devons rendre compte de la pharmacopée homœopathique que nous devons à Harthmann.

PHARMACOPÉE.

Harthmann dit que l'homœopathe emploie les mêmes médicamens simples que les médecins allopathiques; qu'il les tire également des trois règnes, et qu'il s'attache toujours à ce que les substances dont il fait usage soient aussi fraiches que possible; puis, il donne quelques règles générales sur les précautions à prendre pour préparer le médicament homœopathique, qui ne doit jamais l'être dans un lieu trop chaud ou trop froid, où l'atmosphère se trouve chargée d'émanations quelconques, dans des vaisseaux qui aient servi à la préparation de substances odorantes ou susceptibles d'adhérer fortement. Au reste, toutes les précautions qu'il indique sont celles que prennent tous les pharmaciens soigneux: il est superflu de les rappeler ici.

« On doit récolter les plantes dont on veut se servir au
« moment de leur fleuraison; avant de les employer, on
« les lave dans de l'eau, puis on les hache aussi menu que

« possible ; on les met, pour les réduire en une pâte
« homogène, dans un morceau de toile propre, après quoi
« ou la soumet (la pâte) à l'action d'une presse en bois
« construite exprès, pour exprimer tout le suc qu'elle
« contient. Ce suc est mêlé sur-le-champ, d'une manière
« exacte, avec une quantité d'alcohol égale à la sienne et
« renfermé dans des flacons bien bouchés. Au bout de
« *vingt-quatre heures*, on décante le liquide clair qui
« surnage le dépôt fibreux et albumineux, et on le met à
« part pour l'usage médicinal. De cette manière, la vertu
« médicinale du suc se conserve complétement, sans
« altération et pour toujours, en ayant soin de le tenir à
« l'abri de la lumière solaire dans des flacons bien bouchés.
« Quand on opère sur des végétaux peu chargés de suc,
« il faut commencer par les piler seuls, et après les avoir
« réduits à une masse homogène et humide, on délaye
« celle-ci avec le double d'alcohol, afin que le suc se mêle
« bien avec la liqueur alcoholique et que, dégagé par elle, il
« puisse se laisser exprimer. »

Le même procédé doit être employé pour les graines
et pour les substances animales.

Quant aux métaux, on procède à leur préparation de
la manière suivante : Hartmann copie Hahnemann, c'est ce
que nous allons faire nous-mêmes.

« On prend un grain de carbonate de baryte ou de
« chaux, de soude, de magnésie, ou bien la même
« quantité de silice, de charbon végétal ou animal, de
« soufre, d'antimoine cru, d'or, d'étain, etc., etc. ; on
« le met sur environ le tiers de cent grains de sucre de
« lait pulvérisé dans une capsule de porcelaine non
« vernissée ; on mêle un instant le médicament et la
« poudre ensemble avec la spatule d'os ou de corne, et

« on broye le mélange, avec une certaine force, pendant
« six minutes; puis on détache la masse du fond de la
« capsule et de la molette, afin de la rendre bien homo-
« gène, et on continue à la broyer pendant six minutes
« encore avec la même force; puis pendant quatre autres
« minutes, on la détache de la capsule et de la molette,
« après quoi on y ajoute le second tiers du sucre de lait;
« on remue le tout un instant avec la spatule, on broye
« pendant six minutes avec la même force, et on détache
« pendant quatre minutes; on rebroye pendant six,
« et on détache de nouveau pendant quatre environ.
« Cela fait on ajoute le dernier tiers du sucre de lait, on
« mêle en remuant avec la spatule, on broye avec force
« pendant six minutes, on détache pendant quatre, on
« rebroye pendant six, et on détache enfin avec soin.
« La poudre ainsi obtenue est à sa *centième puissance.*

« Voulez-vous l'avoir à *sa dix millième puissance?* pre-
nez un grain de celle qui est à sa centième, mettez-le
dans une capsule avec le tiers de cent grains de sucre de
lait, procédez comme nous venons de l'indiquer, c'est-
à-dire, broyez, détachez; puis ajoutez le second tiers,
puis broyez, détachez et opérez encore une fois, et par
ces mélanges successifs vous obtiendrez ce que vous
désirez, c'est-à-dire un médicament à sa dix millième
puissance. Dans quelque cas cette puissance est encore
trop forte; vous pouvez l'élever ou l'atténuer à sa millionniè-
me puissance; il suffit pour cela de prendre un grain de
la poudre qui est à sa dix millième puissance, de le mêler
de la manière indiquée avec cent grains de sucre de lait,
ainsi de suite.

Pour obtenir une teinture homœopathique, voici comment il faut s'y prendre: on mêle d'abord cent gouttes

d'alcohol avec cent gouttes d'eau distillée, et pour opérer ce mélange homœopathiquement, il ne faut employer que *dix secousses de bras*. On verse la moitié de ce mélange sur un grain de poudre amenée à sa millionième puissance, on bouche le flacon, on le tourne lentement autour de son axe pendant quelques minutes, jusqu'à ce que la poudre soit dissoute, et on lui imprime alors *deux secousses* de bras. Observez bien, Messieurs, qu'il ne faut lui imprimer que *deux secousses*, parce que un plus grand nombre développerait par trop d'énergie au médicament — Si nous ne nous trompons, nous voilà revenus au temps de la magie, au siècle de *Siméon-Ben-Jochaï*, du magicien *Apollonius* de Tyane, que *Dupin* a osé nommer imposteur quoique la crédulité publique l'ait élevé au rang des Dieux, honneur qui attend sans doute *Hahnemann.*

Nous avons dit, Messieurs, que ce fut en 1790 que l'auteur de l'Organon lança ses premiers globules; nous ne vous avons pas encore indiqué leur composition: c'est ce que nous allons faire en nous servant des propres termes de l'auteur. Nous lisons ce qui suit à la page 585.

« On fait préparer par le confiseur des globules de sucre
« et d'amidon de la grosseur d'une graine de pavot, dont
« il faut communément deux cents environ pour peser un
« grain. On les imbibe de la substance médicinale liquide
« en appuyant légèrement et tournant dessus le bouchon
« du flacon *imbibé* de cette liqueur, puis on les mêle avec
« le sucre de lait et on les administre ainsi aux malades,
« *ou on les leur fait respirer.* Bien faits, ces globules
« conservent la totalité de leur puissance médicinale pen-
« dant plus d'une année, etc. »

Nous terminerons, Messieurs, en rappelant ici le jugement qui a été rendu par le Nestor des médecins du Nord, le savant *Hufeland*; le nôtre serait par trop rigoureux, et on pourrait d'ailleurs le prendre, en méconnaissant nos intentions, pour des personnalités. Cette crainte nous porte aussi à nous taire sur ce colportage honteux de certificats de guérisons homœopathiques, sur certains revers, sur certains *récits* assez plaisans que la malignité se plait à publier, en représentant la nouvelle méthode comme une seconde édition des jongleries des premiers temps de l'établissement du christianisme.

Cette méthode, dit Hufeland, présente entre autres inconvéniens :

1° Celui de conduire les médecins peu INSTRUITS à adopter une thérapeutique toute symptomatique ;

2° Celui de nuire à l'étude approfondie de la maladie ;

3° Celui d'occasionner les omissions les plus dangereuses ;

4° Celui d'ôter aux médecins toute confiance dans la force propre de la nature.

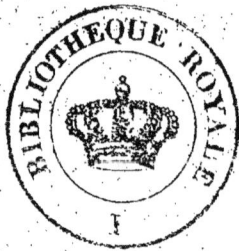

www.ingramcontent.com/pod-product-compliance
Lightning Source LLC
Chambersburg PA
CBHW070800210326
41520CB00016B/4764